ESSAI

SUR LA

RUPTURE DE LA PARTIE SUPÉRIEURE

DU TUBE DIGESTIF

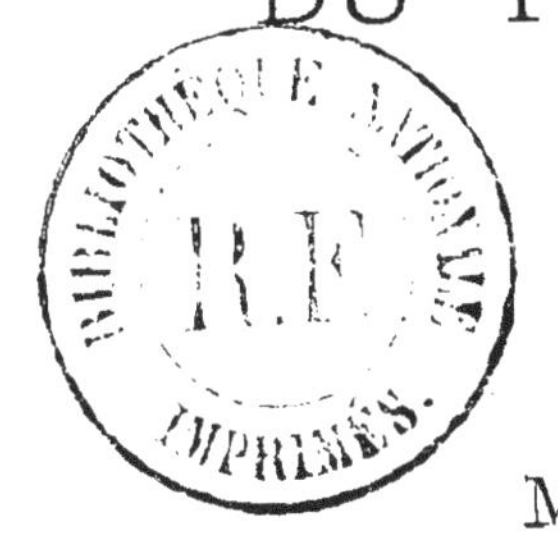

PAR

M. LE RAY,

Docteur en médecine de la Faculté de Paris.

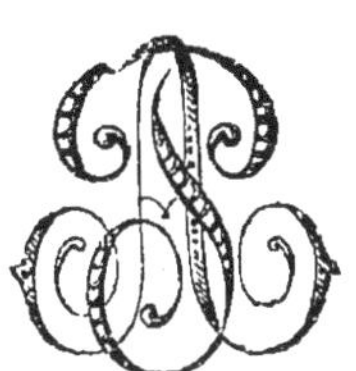

PARIS

A. PARENT, IMPRIMEUR DE LA FACULTÉ DE MÉDECINE
29-31, RUE MONSIEUR-LE-PRINCE, 29-31

1877

A LA MEMOIRE DE MON PÈRE

A MON GRAND-PÈRE

A MA MÈRE,
Reconnaissance éternelle.

A MES PARENTS

A MES AMIS

A MON PRÉSIDENT DE THÈSE :

M. LE PROFESSEUR JACCOUD

ESSAI

SUR LA

RUPTURE DE LA PARTIE SUPÉRIEURE

DU TUBE DIGESTIF

Je dois à la bienveillante amitié du docteur Mossakowski deux observations de rupture de la partie supérieure des voies digestives, recueillies par lui dans le service de M. Souin de Bâle, et publiées dans la *France Médicale*.

Dans ces deux cas, l'accident a paru être le résultat des efforts de vomissements.

A l'autopsie l'estomac ne paraissait point altéré.

La rareté de ces faits, leur gravité même m'a semblé mériter de fixer l'attention. Voilà pourquoi, quoique dépourvu d'observations personnelles qui m'eussent permis une étude plus complète du sujet, je me suis décidé à grouper les faits que j'ai pu rencontrer, et dans lesquels l'examen post-mortem n'a révélé aucun travail morbide anté-

rieur qui pût fournir l'explication de ces accidents ,
perforation ou rupture.

Mon seul but, je le répète, est d'appeler l'attention sur ce point.

J'ai cru favorable à la clarté du sujet de diviser
ces notes en trois parties.

Dans la première je passe en revue les causes
qui, le plus ordinairement, amènent les ruptures ou
perforations de l'estomac.

On trouvera peut-être que je me suis étendu
un peu longuement sur certaines d'entre elles.

J'ai cru utile de le faire parce qu'elles m'ont
paru avoir un rapport plus immédiat avec mon
sujet. Voilà pourquoi je traite longuement de la
physiologie du vomissement qui, dans les observations que j'ai recueillies, a semblé le plus souvent être la cause unique de l'accident. D'un autre
côté l'ulcère de l'estomac amenant assez fréquemment la perforation de ce viscère, j'ai cru qu'il ne
serait pas mauvais de dire quelques mots de sa
marche.

Dans la seconde partie, j'expose les symptômes
qui permettront de reconnaître, ou, tout au moins,
de préjuger la maladie.

Dans la troisième enfin, j'ai réuni les observations que j'ai rencontrées éparses dans les auteurs.

Pour ce qui est des ruptures de l'œsophage,
puisque je m'occupe des ruptures de la partie supérieure du tube digestif, pour ce qui est de l'œso-

phage, il m'a été, je dois le reconnaître, impossible d'en trouver des observations autres que celle que je dois au docteur Mossakowski et celle rapportée par Boerhaave, de l'amiral Wafsenaër, chez lequel à la nécropsie on trouva l'œsophage divisé transversalement et en totalité, les deux bouts écartés l'un de l'autre. Là pas plus que dans le cas de M. Mossakowski les recherches les plus minutieuses ne firent découvrir ni ulcères, ni érosions.

Le malade incommodé par l'ingestion d'une quantité trop considérable d'aliments, dans le but de débarrasser son estomac surchargé, provoqua des vomissements à la suite desquels eut lieu la rupture.

M. Bouillaud, daus les Archives générales de médecine, année 1823, rapporte deux cas de ce genre. Mais, l'autopsie ayant démontré l'existence d'un travail morbide antérieur, les tuniques internes et musculaires étaient altérées, j'ai cru ne pas devoir les rapporter.

I §

Par perforation de l'estomac, on entend une ouverture accidentelle produite dans la continuité de l'organe. Due à la contraction musculaire, à une distention exagérée, elle porte le nom de rupture.

L'existence ou l'absence d'efforts, de tiraillements, voilà la seule nuance qui sépare ces deux affections ; la rupture n'est qu'une perforation produite par la violence. Dans ces notes, je ne les séparerai point.

Les auteurs ont divisé les perforations de l'estomac en plusieurs classes d'après leur origine, leurs causes, leur nature.

Ils ont appelé *traumatiques* celles qui sont dues à une violence extrême ou produites par une plaie pénétrante de l'abdomen. Les perforations *toxiques* résultent de l'introduction dans le tube disgestif d'un poison corrosif. Enfin, ils ont désigné sous le nom de *perforations spontanées* des solutions de continuité produites par une affection interne sans autre cause vulnérante. D'après leur marche on a encore distingué des perforations allant *de dedans en dehors* (ce sont de beaucoup les plus fréquentes), et des perforations allant *de dehors en dédans*. D'après leur nature on a décrit des perforations *idiopathiques*, c'est-à-dire existant par elles-mêmes, ne dépendant d'aucune autre affection, et des perforations symptomatiques ou consécutives à une maladie préexistante dont elles ne sont que le symptôme.

Causes. — Toutes les causes de perforations ou ruptures de l'estomac peuvent se ramener à deux chefs principaux : les causes prédisposantes et les causes occasionnelles.

Les CAUSES PRÉDISPOSANTES mettent l'estomac dans une disposition telle qu'il puisse se perforer ou se rompre. Elles sont inhérentes au sujet lui-même. Telles sont : le ramollissement, les ulcères de l'estomac, la dégénérescence cancéreuse, la gastrite chronique, les corps étrangers, les abcès sous-muqueux et les tubercules.

1° *Ramollissement de l'estomac*. — Décrite par M. Cruveilhier sous le nom de Ramollissement gélatiniforme, cette maladie est caractérisée d'abord par un simple écartement des fibres dans l'interstice desquelles on trouve un mucus gélatineux. Cet écartement des fibres amène nécessairement un épaississement des parois de l'organe. Bientôt les fibres sont elles-mêmes envahies, l'estomac a perdu sa résistance primitive.

Les parties ramollies offrent une coloration tantôt blanche, tantôt noire. Rokitansky se basant sur cette différence de coloration a décrit deux espèces de ramollissement : le blanc et le noir.

Cette maladie atteint surtout les enfants, ils ont des vomissements, de la diarrhée, maigrissent, et la mort arrive dans un espace de temps qui varie entre un septénaire et plusieurs mois.

Peut-être à ce ramollissement gélatiniforme pourrait-on ajouter le ramollissement simple avec amincissement de la membrane muqueuse, lésion qui se rencontre surtout chez les individus atteints de maladies chroniques. Les phthisiques y sont surtout sujets. D'après M. Louis un cinquième serait atteint de cette affection.

Ulcère. — L'ulcère simple de l'estomac, ainsi nommé par opposition à l'ulcère cancéreux, est une maladie caractérisée par une perte de substance plus ou moins étendue en largeur et en profondeur. Le plus souvent unique, il siége ordinairement à la petite courbure, sa forme varie, il est presque toujours rond ou elliptique. Ce n'est point une maladie primitive. L'ulcère n'est le plus souvent que la conséquence de lésions préalables de la muqueuse. Que ces lésions soient le résultat de l'abus des alcooliques, de l'action d'un poison irritant, d'une inflammation, d'un trouble quelconque dans la nutrition tel que la chlorose, ou dans l'appareil circulatoire comme le prétend Rokitansky d'après lequel : « la muqueuse stomacale éprouverait dans une région circonscrite un trouble circulatoire qui affaiblirait la vitalité à un point tel qu'elle se laisserait détruire par le suc gastrique ; toujours est-il que la muqueuse détruite ne protége plus la couche sous-muqueuse. Bientôt la tunique musculaire est atteinte puis la séreuse. Quelquefois la marche du mal, lente en général, s'arrête, d'autres fois au contraire, le travail ulcératif progressant toujours, l'estomac se perfore.

Les bords de l'ulcère sont épaissis, indurés, taillés à pic; le fond grisâtre, mais sans végétation.

Gastrite. — On désigne sous ce nom l'inflammation de l'estomac. D'après la durée plus ou moins longue de la maladie, on a distingué une gastrite aiguë et une gastrite chronique; d'après les causes une gastrite toxique, une gastrite alcoolique, etc.

Légère et de courte durée, elle ne laisse pas de traces, la muqueuse stomacale n'est qu'hyperémiée. Dans ce cas, il n'y a aucune tendance à la perforation. Plus grave quand l'inflammation est très-intense comme dans la gastrite toxique et par brûlure, il peut se produire des eschares dont la profondeur est variable. Elle peut se limiter aux parties les plus superficielles de la muqueuse ou affecter toute son épaisseur et même les couches sous-jacentes : tuniques celluleuses et musculeuses. Ces eschares, dont la couleur varie avec la nature du poison, laissent en tombant la paroi stomacale affaiblie, quelquefois même perforée. On a vu également des plaques noires gangréneuses chez les alcooliques.

Cancer. — Le cancer de l'estomac est souvent la cause de perforation de cet organe. On peut rencontrer toutes ses variétés, mais les plus fréquentes sont le squirrhe, l'encéphaloïde, le colloïde et le cancroïde. « L'épithéliome procède plus particulièrement de la muqueuse. Ou bien il est végétant, et sous cette forme, il correspond au cancer papillaire ou villeux de Rokitansky ; ou bien, il affecte une marche destructive, et par là, il confine à l'ulcère simple. (Luton, Nouveau Dict. de médecine et de chirurgie pratiques.)

Corps étrangers. — Tous les corps qui, introduits dans l'estomac, sont absolument réfractaires à la digestion sont des corps étrangers. Ils peuvent agir de deux manières : ou ils perforent l'estomac directement, ou leur présence amène une inflammation, puis une perforation. C'est dans ce dernier cas seul que nous les considérons comme cause prédisposante de ruptures spontanées.

Abcès sous-muqueux. Tubercules. — Les abcès sous-muqueux, les tubercules agissent de la même façon. Ils altèrent les parois de l'organe et occasionnent une inflammation.

On peut encore ranger dans les causes prédisposantes ces éruptions observées par M. Hérard chez un varioleux.

Quant au mode d'action de toutes ces causes : ramollissement, ulcère, gastrite, cancer, corps étrangers, abcès sous-muqueux, tubercules, il est le même. La paroi stomacale attaquée perd sa résistance normale, elle n'est plus capable de résister aux efforts qu'elle supporte habituellement sans inconvénient. Qu'une cause occasionnelle survienne et la rupture a lieu.

Causes occasionnelles. — On appelle ainsi les causes qui déterminent la maladie chez un sujet déjà prédisposé.

Ce sont pour les ruptures et perforations les efforts en général; ceux de défécation et de vomissement en particulier.

Dans le phénomène de l'effort en général, les muscles contractés s'insèrent toujours d'une façon plus ou moins directe sur le thorax qui, pour fournir une base d'insertion fixe, doit être dilaté par une grande inspiration. Le diaphragme est alors repoussé en bas et avec lui les viscères abdominaux. Ceux-ci se trouvent comprimés en haut par l'abaissement du diaphragme, en bas par les muscles de l'abdomen.

Dans la défécation le phénomène est le même. Les viscères sont toujours resserrés entre le diaphragme d'une part et la ceinture de muscles abdominaux d'autre part.

C'est surtout dans le vomissement que M. Longet définit une acte violent, spasmodique, par lequel les matières continues dans l'estomac lancées à travers l'œsophage sont rejetées au dehors, que l'on voit survenir les ruptures.

Comment se produisent les ruptures? Pourquoi est-ce surtout pendant le vomissement que se produisent les ruptures? L'étude de la physiologie de l'acte lui même permettra de l'expliquer plus facilement.

Longtemps on a cru que le vomissement n'était que le résultat d'une contraction brusque de l'estomac lui-même. Mais, les expériences faites sur les animaux démontrèrent à Bayle, de Toulouse, que le ventre ouvert le vomissement n'avait pas lieu.

L'estomac n'agissait donc pas.

Les expériences plus complètes de Magendie sur les chiens vinrent corroborer l'opinion de Bayle. En liant les nerfs phréniques, il paralysa l'action du diaphragme, il détruisit aussi les muscles abdominaux des animaux en expérience.

Quelques nausées furent le seul résultat d'une injection d'émétique dans les veines.

Il alla plus loin : voulant voir si un estomac inerte et des parois abdominales actives pourraient produire le vomissement, il enleva l'estomac d'un chien et le remplaça par une vessie de cochon.

Après une administration d'émétique, des vomissements se produisirent.

Plus tard encore, M. Colin recommença les expériences. Il paralysa les muscles abdominaux et le diaphragme et obtint des vomissements faibles il est vrai, mais selon toute apparence résultant des contractions de l'estomac seul.

Il fit la contre-épreuve. Après avoir, par la section des nerfs vagues à l'entrée de la poitrine, paralysé l'estomac, il donna de l'émétique. Le résultat fut le même que dans l'expérience précédente, c'est-à-dire des vomissements pénibles, difficiles.

M. Sappey dans son rapport sur une observation relative à une plaie pénétrante de l'abdomen et au mécanisme du vomissement chez l'homme, observation recueillie par M. Patry (*Bull. de l'Acad. de méd.*, année 1869), conclut ainsi :

Première proposition. Le vomissement présente deux temps : dans le premier temps, les aliments passent de l'estomac dans l'œsophage; dans le second, ils sont expulsés au dehors. Ces deux temps se succèdent, en général, rapidement et sont souvent peu appréciables, de même que les différents temps de la déglutition auxquels on peut les comparer; mais ils n'en restent pas moins distincts et il importe de ne pas les confondre.

Deuxième proposition. Quatre organes prennent part au vomissement : l'œsophage, l'estomac, le diaphragme et les muscles abdominaux. Tous se contractent à la fois et tous se contractent dans l'un et l'autre temps. Les contractions de l'estomac sont lentes, graduées, à peine apparentes dans quelques cas, très-réelles néanmoins et constantes ; celles des autres muscles présentent au plus haut degré le caractère spasmodique.

Troisième proposition. La part qui revient à chacun de ces organes dans le vomissement dérive de son mode d'action, et non de l'énergie de celle-ci ainsi qu'on l'a généralement pensé.

A. *Action de l'œsophage.* — Dans les premiers temps, les fibres longitudinales de l'œsophage se contractent seules ; elles ont pour effet de raccourcir ce conduit et de dilater l'orifice supérieur de ce viscère. Au second temps, les fibres longitudinales et les fibres circulaires se contractent à la fois pour présider à l'éjection des aliments ; la part principale dans ce dernier phénomène appartient aux fibres circulaires.

B. *Action de l'estomac.* — En agissant par ces contractions lentes et graduées sur les matières alimentaires qui le distendent, en refoulant celles-ci de la périphérie vers le centre, cet organe détermine leur reflux dans l'œsophage au moment où le cardia se dilate. Dans certains cas exceptionnels, il peut suffire pour produire le reflux ainsi que le démontre l'observation de M. Patry ; mais alors le vomissement s'opère avec plus de lenteur, ses deux temps sont très-accusés.

C. *Action du diaphragme et des muscles abdominaux.* — En diminuant la capacité de l'abdomen, ces muscles compriment l'estomac, qui, ainsi comprimé sur toute sa périphérie, se vide plus facilement et plus rapidement de son contenu. Leurs contractions viennent s'ajouter à celles de ce viscère auquel ils prêtent en quelque sorte aide et assistance. A ce titre, ils jouent un rôle important, mais moins important cependant que ne le pensent la plupart des auteurs ; car si énergique que soit leur action, ils sont impuissants à dilater le cardia. Le rôle important n'appartient donc pas à ces muscles, il appartient à l'œsophage qui seul à le privilége d'ouvrir cet orifice. »

M. René Larger, dans sa thèse (*Essai critique sur les muscles lisses en général et sur quelques-uns en particulier*. Strasbourg, 1870), s'exprime ainsi : « MM. Felz et Grollemand, en faisant leurs expériences sur la ligature du canal cholédoque chez les chiens, nous prétendirent avoir vu des vomissements se produire, l'estomac étant placé hors de l'abdomen et rien que par la contraction de cet organe. Nous leur objectâmes que, dans leurs expériences, l'estomac ne pouvait être isolé dans sa totalité de l'action du diaphragme et des muscles abdominaux, vu qu'ils n'incisait l'abdomen que sur la ligne médiane, que, par conséquent, il restait toujours dans le ventre des parties avoisinant les extrémités de l'organe dont la compression par les muscles ci-dessus produisait seule le vomissement. A l'appui de notre dire, nous choisîmes un jeune mâtin, très-robuste, auquel nous fîmes, devant M. Feltz, une large incision cruciale de l'abdomen, de façon à isoler parfaitement l'estomac.

En même temps on lui fit avaler, en plusieurs fois, environ 20 à 25 centigrammes de tartre stibié, en solution. Bientôt l'animal fit des efforts considérables pour vomir ; à tout moment on croyait voir le contenu de l'estomac se vider, mais il n'en fut rien.

Au bout d'une demi-heure environ de ces efforts répétés, l'animal fut sacrifié sans avoir rien rendu.

M. Larger ajoute : jamais nous n'avons observé la moindre contraction dans l'estomac durant les efforts répétés de vomissements, il nous a semblé, au contraire, tout à fait paralysé. Le plus souvent, il paraissait se dilater par suite de la compression de la grosse tubérosité contre le diaphragme qui refoulait le contenu à l'extrémité opposée, compression produite par les fibres longitudinale de l'œsophage.

Que conclure de tout cela?

A notre avis le vomissement est un phénomène mixte dans lequel la contraction de la ceinture des muscles abdominaux et du diaphragme n'est pas seule à jouer un rôle.

L'estomac se contracte. Les expériences de M. Colin, le rapport de M. Sappey le démontrent.

M. Larger, chez les animaux sur lesquels il a étudié ce phénomène, n'a pas obtenu de vomissements.

Doit-on conclure de là, comme il le fait, que l'estomac est, dans cette circonstance, complètement inerte?

Nullement. Si M. Larger n'a pas obtenu de vomissements, cela n'a rien d'extraordinaire. Il a fait une large incision cruciale de l'abdomen. Il n'a rien obtenu, mais pour que le rejet des matières eût lieu, il eût fallu que l'estomac put, seul et par sa propre force, chasser son contenu, et pour cela il eût été besoin, non de ces contractions lentes et graduées dont parle M. Sappey, mais bien d'une contraction extrêmement énergique. M. Larger a demontré que l'estomac était impuissant à produire seul le vomissement, mais il n'a point prouvé que les muscles abdominaux et le diaphragme suffisaient pour le déterminer.

Son observation n'infirme donc en rien l'opinion de M. Sappey.

Ce rôle actif joué par l'estomac explique pourquoi c'est surtout durant les efforts qu'il nécessite que survient la rupture de ce viscère. Les nombreuses observations publiées par M Lefèvre, dans son travail sur les ruptures spontanées (*Archives générales de médecine*, 1842), démontrent en effet que de toutes les causes de ruptures la plus fréquente est incontestablement le vomissement.

Quoi de plus simple! Dans ce phénomène l'estomac a, non-seulement à supporter la compression qui lui vient de la contraction des muscles abdominaux qui le refoulent lui et les autres virscèrescontre le diaphragme abaissé et contracté, mais aussi les tiraillements produits par sa propre contraction. Si un point de la paroi est plus faible, il ne peut résister et cède.

Dans l'effort ordinaire, la compression agit seule, dans l'effort de vomissement, il y a la compression et la contraction.

Toutefois, si on comprend comment le vomissement amène ces perforations qui succèdent aux ulcères, ramollissements, cancers, etc., il est difficile d'admettre que le vomissement puisse, à lui seul, occasionner ces désordres relatés dans les observations rapportées plus loin.

Ces observations ont cela de remarquable que l'accident est survenu chez des gens jeunes, doués d'une bonne santé habituelle. L'autopsie n'a rien fait découvrir qui put expliquer la production de l'accident. Là, en effet, point de bords taillés à pic, indurés, point de traces d'ulcérations ou d'un autre travail morbide quelconque qui permit de rattacher la maladie à l'une quelconque des causes de ruptures énumérées plus haut.

Cependant, comment un estomac sain dont la force de résistance est si grande peut-il céder tout à coup, surtout quand lui-même se contracte si peu, comme le démontre l'étude de la physiologie du vomissement? Il faut, je crois, admettre l'existence d'une sorte de dégénérescence particulière qui n'a point encore été décrite et que des recherches microscopiques feront peut-être découvrir. Ce qui semble le démontrer, c'est que dans certains cas l'estomac s'est rompu, non-seulement sans cause prédisposante connue, mais même sans efforts de

vomissement, par le seul fait d'une violente se-
cousse.

Ainsi, dans le cas rapporté par M. Stoïcesco
(Bulletin de la Société anatomique, 1873), les parois
de l'estomac ne me semblent pas avoir présenté une
résistance normale.

Voici l'observation telle quelle, rapportée dans le
Bulletin de la Société anatomique, année 1873 :

« M. Stoïcesco présente une rupture incomplète
de l'estomac. La rupture, qui siége sur la face
antérieure de l'estomac s'est faite dans une chute
d'une hauteur considérable. Elle a été favorisée
par la plénitude de l'estomac. Il y avait en outre
une rupture du foie, des fractures multiples, entre
autres du sternum et des côtes, mais ces fractures étaient toutes sans rapport avec la rupture de
l'estomac. »

Un homme tombe d'une hauteur considérable, le
foie se rompt; le poids de cet organe, sa structure
l'expliquent, mais que l'estomac, même plein, se
déchirât s'il eût été parfaitement sain, cela n'est
guère admissible. Car enfin combien d'hommes
tombent d'une hauteur considérable, combien voit-
on de ruptures? C'est la seule que j'ai rencontrée
dans les auteurs.

De toutes les opinions émises sur ce sujet, celle
qui de beaucoup satisfait le plus l'esprit, est assuré-

ment celle développée par MM. Hardy et Behier (Traité élémentaire de pathologie interne).

« ..... Il semble qu'on éprouve un pen plus de difficulté, lorsqu'il s'agit de ces perforations. dites spontanées, dont la marche est rapide et qui se déclarent chez des individus en bon état de santé ; mais cependant, là encore, nous croyons qu'on peut admettre l'existence d'une inflammation antérieure légère ou celle d'une phlegmasie interne qui marche rapidement en profondeur. »

Il est cependant des cas dans lesquels on ne trouve aucune trace d'inflammation, aucune rougeur ; c'est dans ces cas qu'il existe, je crois, une dégénérescence dont la nature est encore inconnue. Je conclurai donc qu'il existe, selon toute probabilité, une maladie spéciale que l'avenir, il faut l'espérer, fera connaître, maladie qui enlève aux parois stomacales une résistance normale.

Symptomatologie. — On doit établir une distinction entre les symptômes de la perforation elle-même et ceux qui appartiennent aux affections qui la déterminent.

De ces derniers je ne dirai rien, ce serait faire la symptomatologie du cancer, de la gastrite, de l'ulcère, du ramollissement, en un mot de toutes les maladies de l'estomac.

Examinons ceux de la perforation proprement dite : Le malade est pris tout à coup d'une douleur excessivement vive, dont l'acuité extrême peut lui arracher des cris, quelquefois il se roule par terre, quelquefois au contraire la station assise semble le calmer un peu. « Il fait des efforts pour vomir, et le plus souvent, ainsi qu'on le voit dans plusieurs observations empruntées à différents auteurs et ainsi que le fait remarquer M. Lefèvre, ces efforts ne donnent lieu qu'à l'expulsion de quelques matières muqueuses, mais ne sont suivies d'aucun vomissement des matières contenues dans l'estomac. Il semble que le cardia soit contracté de manière à ne rien laisser sortir de la cavité gastrique et de manière aussi à ne rien laisser pénétrer dans l'estomac, car les boissons sont aussitôt rendues par la contraction de l'œsophage, et les malades sentent très-bien que les liquides ne pénètrent pas dans le ventricule. » (Hardy et Béhier, Traité élémentaire de pathologie interne). On voit parfois, quand le vomissement se produit (observations I et II) les matières rejetées mêlées de sang ou au moins une écume sanguinolente venir aux lèvres.

La figure est décomposée, les traits tirés; en un mot le malade a le « facies abdominal. »

La parole est entrecoupée par la douleur ; à la fin la voix s'éteint, mais l'intelligence reste intacte jusqu'au moment de la mort. Le pouls est filiforme; il n'y a pas de fièvre. La respiration est gênée, la langue nette, un peu rouge. Le ventre est gonflé par les gaz.

Marche. — La marche de la maladie est rapide. Le patient est parfois emporté en quelques heures, parfois il résiste plusieurs jours et succombe aux suites d'une péritonite.

La terminaison est toujours fatale. Il y a fort peu d'exemples d'une guérison amenée par une péritonite adhésive.

OBSERVATIONS.

Obs. I. — *Fracture compliquée du frontal.* — *Méningite suppurée.* — *Pyoémie,* — *Rupture de l'œsophage.* — *Mort.* — O. M... 23 ans, étudiant en médecine du canton de Schwytz, constitution forte, santé irréprochable, trois blessures à la tête dans un duel à l'épée, le 2 août 1871. Deux des blessures n'ont pas d'importance ; la troisième a traversé la peau et atteint le côté droit du frontal. Elle a été réunie par quelques sutures. Au début tout va bien ; le patient attache peu d'importance à ses blessures et continue ses occupations habituelles.

Le 5, après enlèvement des sutures, on remarque une enflure considérable autour de cette plaie. Fièvre intense.

Le 6, la fièvre augmente, la plaie suppure abondamment.

Calomel et sulfate de quinine à l'intérieur.

L'œdème de la tête devient considérable.

Le 7, le malade soigné jusqu'alors à domicile est transporté à la clinique chirurgicale, vu l'aggravation progressive du mal.

Vessie à glace sur la tête. Sulfate de quinine : 1 gramme 50 centigrammes à l'intérieur.

Le 8, l'enflure a diminué notablement ; elle persiste néanmoins à la paupière supérieure droite. Le malade se lève et paraît satisfait.

Température maxima, 37°, 9.

Le 9, état général satisfaisant. La plaie donne un pus de bonne nature.

Température maxima, 37°, 5.

Vers le soir, commencement de délire, hallucinations.

Chloral, 2 grammes.

Le 10, délire sans fièvre. Même état que la veille.

Chloral, 2 grammes.

Le 11, sommeil prolongé, plus de délire. La plaie a bon aspect ; point de fièvre.

Le 12, à 4 heures du matin, frisson violent.

Température, 39°, 5.

Grandes douleurs dans la plaie, malaise général.

Le soir, température, 40° 6.

Sulfate de quinine, 2 grammes à l'intérieur.

A partir de ce moment, la fièvre devient continue et résiste aux grandes doses de sulfate de quinine. L'intelligence commence à se troubler.

Le 15 au matin, l'état est légèrement comateux. Le soir du même jour, vomissements très-brusques et fréquents.

Paralysie du bras gauche, déviation de la langue à droite.

Le 16 au matin, après un vomissement brusque, on constate dans les matières une quantité considérable de sang.

Collapsus.

11 heures du matin, mort.

Autopsie. — Au niveau de la plaie, qui est à peu près cicatrisée, l'os est dénudé de son périoste et baigné de pus; il présente une plaie linéaire de 1 centimètre et demi de longueur et de 3 à 4 millimètres de profondeur et il est infiltré, autour de cette plaie, de pus verdâtre. Une couche purulente recouvre toute la convexité du cerveau.

La substance cérébrale, notamment à gauche, est ramollie dans plusieurs points d'une manière considérable.

Dans la cavité pleurale gauche, on trouve à peu près un litre de pus sanguinolent. La plèvre médiastine gauche est déchirée.

Le pneumogastrique, la face gauche de l'œsophage et la paroi postérieure de l'aorte sont dénudés.

Immédiatement au-dessus du diaphragme l'œsophage présente une déchirure longitudinale à bords irréguliers, d'une longueur de 2 centimètres.

Le poumon droit est œdémateux. Le péricarde contient une petite quantité de sérum de couleur légèrement foncée.

L'estomac contient une petite quantité de liquide mucoso-sanguin.

Le foie est augmenté de volume ; à la convexité du lobe droit se trouve un abcès de la grosseur d'une petite noisette.

La rate, très-volumineuse, est ramollie.

Cette observation démontre incontestablement que les vomissements ont occasionné la rupture de l'œsophage.

Le sang répandu autour des surfaces lésées et la mort survenue à la suite de vomissements sanguinolents sont des symptômes presque infaillibles qui prouvent que telle est la cause de cet accident prématuré.

L'observation suivante ne fera que corroborer l'opinion émise à l'égard du sujet qui précède.

Obs. II. — *Exostose de l'orbite gauche. — Extirpation. — Méningite suppurée. Rupture de l'estomac et du diaphragme.* — G. C... 18 ans, agriculteur à Grats, canton de Saint-Gall, forte constitution, aucune maladie sérieuse préalable.

Entré à la clinique chirurgicale de M. Scuin, le 17 mai 1871, avec une exophthalmie très-prononcée de l'œil gauche survenue progressivement dans un laps de temps de deux années, sans aucune douleur, mais avec affaiblissement considérable de la vue.

L'examen a démontré que le globe entier est logé sur la joue et disloqué à l'extérieur. Les deux paupières sont très-tendues derrière le bulbe, immobiles, elles présentent un développement considérable des veines.

L'orbite est une grande partie remplie par une tumeur fixe, dure et indolore, qui remonte vers le front avec lequel elle paraît être soudée.

Le bulbe paraît être immobile, la cornée est trouble; l'examen ophthalmoscopique est impossible.

L'œil droit est normal; cependant il paraît être affecté sympathiquement, de sorte que si l'œil gauche reste découvert pendant quelque temps, il y a photophobie, injection de la conjonctive et larmoiement.

Cette dernière circonstance rend le malade incapable de travailler et exige une intervention chirurgicale.

La tumeur est sans aucun doute une exostose très-dure, mais on ne peut se prononcer sur son point de départ. M. Scuin décide d'abord l'extirpation de la tumeur ou, en cas de difficultés trop grandes, au moins l'ablation du bulbe pour rendre normale la vue à droite.

Par une section de la peau parallèle au sourcil et continuée jusqu'à l'angle interne de l'œil gauche, la paupière supérieure est renversée à l'extérieur et la tumeur mise à nu.

On voit de suite que la tumeur n'est point adhérente au bord supérieur de l'orbite qui subit en ce point une dépression considérable. Aussi elle n'est point contiguë avec les os nasaux et lacrymaux, elle en est parfaitement séparée par une excroissance ronde et osseuse.

Après avoir coupé à l'aide d'une gouge la petite excroissance, on introduit très-profondément le même instrument entre la tumeur et le rebord orbitaire. Après quelques coups de marteau, la tumeur se détache et on l'extirpe à l'aide d'une pince. Elle entraîne un léger fragment de l'apophyse orbitaire interne de l'os frontal, ce qui laisse un vide d'environ un centimètre carré à l'intérieur de l'orbite, et met à nu la dure-mère sans lésion.

On reconnaît alors que la tumeur part de l'os frontal. Elle se compose d'une substance excessivement dure, présente à la coupe l'aspect de l'ivoire avec couches concentriques. Son poids est de 77 grammes. Sa forme est sphérique. Sa surface plus ou moins irrégulière est recouverte d'un périoste très-vasculaire.

Immédiatement après l'extirpation, le bulbe est remis à sa place normale; la plaie est réunie par des sutures et un bandage compressif.

Après l'opération, l'état général est excellent, point de fièvre.

Deux jours après, suppuration nécessitant l'ouverture de la plaie. Le huitième jour, les symptômes d'une méningite apparaissent ; céphalalgie compliquée de fièvre, vomissements, fréquentes convulsions. La nuit suivante vomissements continuels, traces de sang, collapsus, état comateux.

A midi, 11 jours après l'opération, mort.

Autopsie. — On constate une méningite suppurée généralisée, un grand abcès sur le lobe frontal du cerveau. Sa base répond à la place du vide osseux produit par l'extirpation de la tumeur. La dure-mère est gangrenée en partie.

Dans la cavité thoracique, à gauche, on trouve une grande quantité d'un liquide très-putride. La plèvre présente des ecchymoses nombreuses.

L'estomac et la moitié de la rate se trouvent engagés dans une ouverture du diaphragme. Cette ouverture est située à gauche dans la partie tendineuse.

La moitié d'estomac qui fait saillie dans la cavité thoracique présente une déchirure de 10 centimètres de longueur. Les bords de cette plaie sont lacérés et recouverts de sang coagulé. La déchirure du diaphragme offre le même caractère, et on remarque une obstruction complète de cette ouverture, de sorte que la cavité abdominale ne contient aucun liquide.

Les autres organes ne présentent rien de particulier.

Dans le second cas, les lésions anatomiques sont plus compliquées que dans le premier. La rupture du diaphragme a évidemment précédé celle de l'estomac, et voici comment nous expliquons ce phénomène.

Par suite de mouvements violents de l'estomac vers le diaphragme, ce dernier muscle a dû céder à cette pression extraordinaire. L'ouverture ainsi formée a été immédiatement obstruée par l'estomac et la rate, poussés irrésistiblement dans la cavité thoracique. C'est dans cette position accidentelle que, par suite de la même force violente, l'estomac a dû se rompre et déverser dans la cavité thoracique le liquide sanguinolent découvert à l'autopsie, puisque la cavité abdominale n'en contenait point.

Obs. III. — *Rupture spontanée de l'estomac.* —

Mort subite. (Dr Morici, *Archives gén. de médecine et de chirurgie*, année 1844, IVe série, t. V, p. 221). — Un homme de 30 ans, tempérament bilioso-sanguin, et qui avait été plusieurs fois guéri d'une fièvre intermittente miasmatique bénigne, fut repris de cette maladie vers le 21 janvier. — L'administration des bols résolutifs de Franck et du quinquina amenèrent la guérison au bout de dix jours. Cependant on continua encore pendant quelque temps l'usage d'une décoction amère. Depuis cinq jours il n'avait plus de fièvre, lorsqu'il fut pris subitement d'une douleur excessivement vive dans la région lombaire, sans fièvre et sans trouble des autres appareils.

Il n'y avait ni gonflement, ni rougeur, ni chaleur anormale, ni dureté vers le point douloureux. La douleur s'exaspérait par la pression, et le malade était continuellement assis dans son lit, parce qu'il lui était impossible de se coucher sur le dos ou sur le côté. Le lendemain, la fièvre reparut et s'accompagna de rétraction du testicule droit, d'un peu de difficulté pour uriner et d'un sentiment de constriction du sphincter de l'anus. Le troisième jour fut très-calme. Le malade n'eut pas de fièvre, et mangea même un peu de soupe. Vers le soir, il se leva pour aller à la garde-robe et, au moment où il retournait à son lit, il tomba mort.

A l'autopsie, on trouva tous les organes thoraciques en bon état, il en était de même des organes abdominaux, à l'exception de l'estomac qui s'était rompu dans la partie antérieure, presque au niveau de sa longueur. L'ouverture avait au moins trois travers de doigt et avait donné passage aux aliments qui s'étaient épanchés dans la cavité abdominale. Quoique les bords de cette rupture eussent conservé leur texture naturelle, ils n'en étaient pas moins hypertrophiés et pointillés de rouge. Ce pointillé se retrouvait encore sur la muqueuse, à une certaine distance autour de la rupture, mais la membrane avait conservé sa résistance naturelle et n'offrait pas d'autres altérations pathologiques.

La moelle était saine, le crâne ne fut pas ouvert.

OBS. IV. — (*Bulletin de la Société anatomique*, année 1852, p. 258). — M. Lorain communique le cas suivant :

Un enfant, âgé de 9 mois, a été porté le 30 mai dernier dans le service de M. Roger, à l'hospice des Enfants trouvés. Cet enfant paraît avoir joui, jusqu'à ce moment, d'une bonne santé. Il n'est pas sevré, sa nourrice, qui est chargée de l'allaiter, le présente en disant qu'il a vomi la veille, qu'il a eu la fièvre, qu'il a toussé, qu'il a refusé le sein.

M. Roger reconnaît à l'auscultation les signes d'un engouement pulmonaire. Il y a de la dyspnée, une extrême fréquence de pouls, altération des traits, pâleur de la face, chaleur vive de la peau.

On ordonne un vomitif.

Dans la journée, diarrhée colliquative, vomissement répétés.

Le lendemain on constate du souffle dans un des
côtés de la poitrine. L'état général est très-grave,
l'oppression a augmenté.

La diarrhée et les vomissements persistent.

Le soir, en raison de l'extrême oppression de
l'enfant, on ordonne un second vomitif.

Les vomissements furent très-abondants, l'enfant avait le facies abdominal, les selles étaient
nombreuses et liquides; le pouls très-petit et fré-
quent. La mort survint le lendemain matin de la
visite.

Autopsie.—On n'a cherché d'abord à la visite que
les lésions pulmonaires, et elles ont paru suffi-
santes pour expliquer la mort. — Engouement et
commencement d'hépatisation rouge dans le lobe
inférieur du poumon gauche en arrière. Engouement simple en arrière de l'autre côté.

Cependant en me rappelant les efforts de vomissements et la diarrhée si remarquable observée
chez cet enfant, j'examinai avec soin le tube digestif. Voici ce que j'observai : dans le côlon, le cæcum
et la fin de l'iléon existait une psorentérie marquée.
Il y avait un nombre très-considérable de follicules
isolés, hypertrophiés, ce qui est une forme de
lientérite dans la première enfance.

Les intestins étaient peu congestionnés, les

plaques de Peyer étaient à peu près normales quant à leur développement.

Avant d'ouvrir l'estomac, et comme il était encore en place conservant tous ses rapports avec les organes voisins, je fus frappé des apparences insolites qu'il présentait et je crus voir une dilatation kysteuse, sorte de hernie, ou rupture incomplète dans le grand cul-de-sac.

J'enlevai ce viscère avec précaution et l'incisai à l'aide de ciseaux mousses, afin de le garantir contre les lésions artificielles.

L'estomac ouvert fut nettoyé avec soin du liquide glaireux, jaunâtre, peu abondant qu'il contenait, et je constatai une déchirure de la membrane muqueuse, dont les bords semblaient rétractés dans un espace de trois centimètres carrés environ. A ce niveau existait un enfoncement, sorte de poche formée par la tunique fibreuse, les fibres musculaires ayant cédé et s'étant écartées, et la tunique séreuse ayant été rompue et comme cassée nettement, suivant une ligne brisée. Il est permis de croire que cette lésion a été produite par des efforts de vomissements considérables et souvent répétés.

Obs. V. — *Perforation spontanée de l'estomac, cause incertaine.* — *Mort.* — Hôpital de la Pitié, service de M. Moutard-Martin). Observation recueillie par M. Leplat. (Thèse de M. Bignon). — Didier (Pierre

Robert), âgé de 20 ans, passementier, entré à l'hôpital de la Pitié, le 24 août 1853 ; il est couché au n° 7, de la salle St-Benjamin. C'est un jeune homme vigoureusement constitué, d'une taille au-dessus de la moyenne, d'un bon tempérament.

Il appartient à une famille dans laquelle il n'y a aucune affection héréditaire. Jamais il n'a fait de maladie sérieuse, quelques indispositions insignifiantes de temps à autre.

Une seule fois il éprouva des coliques assez violentes ; il se présenta au bureau central des hôpitaux, où on lui refusa un billet d'admission.

Deux jours après il ne ressent plus rien.

Hier matin, 23 août, étant à jeun, peu de temps après avoir pris un verre d'absinthe chez un marchand de vin, il ressent tout à coup, au milieu de la rue, au moment où il se rend à son travail ordinaire, une douleur excessivement vive dans le ventre. Pressé par cette douleur constrictive, il se traîne chez un pharmacien, qui se trouvait tout près. Il est à peine rentré que la violence de ses douleurs le force à se rouler par terre, les douleurs s'apaisent un peu, il prend une potion calmante et rentre chez lui ; il ne dort pas de la nuit, ses douleurs sont plus sourdes, plus supportables, il éprouve quelques envies de vomir sans vomissements.

Le matin il se fait transporter au bureau central d'où il est envoyé à la Pitié.

Appelé à midi auprès de ce malade, comme interne de garde, je trouve Didier dans l'état suivant : il est étendu sur le dos, sa figure est décomposée, sa pâleur extrême, son intelligence est intacte, ses réponses sont nettes et précises, sa parole est entrecoupée par la douleur.

Sa respiration est très-gênée, ses inspirations fréquemment suspendues, son pouls est très-fréquent, presque insensible, irrégulier; les battements de son cœur énergiques et tumultueux ne sont plus en rapport avec les pulsations artérielles.

Sa langue est nette, un peu rouge, sa soif vive. Il n'a plus d'envies de vomir; il n'a pas eu de garde-robes depuis l'accident.

Son ventre est uniformément météorisé, peu douloureux, il peut être exploré presque impunément dans tous les sens. Le malade accuse seulement une légère douleur au creux épigastrique et à l'hypogastre, il se plaint principalement d'envies très-fortes d'uriner. Une sonde est introduite dans la vessie, il ne sort que quelques gouttes d'urine.

Malgré l'absence de vomissements et de douleurs abdominales vives, il n'est pas possible de songer à autre chose qu'à une péritonite.

L'instantanéité des accidents, le météorisme, la petitesse du pouls, l'altération si grande des traits, sont des signes plus que suffisants pour légitimer le diagnostic. Mais quelle est la cause de cette péritonite, il n'y a que l'autopsie qui puisse la révéler d'une manière certaine.

De l'eau de Seltz, de la glace, un lavement purgatif, un cataplasme avec frictions mercurielles sur le ventre : tel est le traitement provisoirement institué.

Didier meurt ce jour même à 7 heures du soir.

Autopsie. — L'autopsie est faite 36 heures après la mort. Le cadavre est couché sur le dos, horriblement défiguré, infléchi et déjà en proie à la décomposition; on penserait voir le corps d'un individu qui a succombé à une affection organique du cœur.

L'abdomen est incisé avec la plus grande précaution, quelques gaz fétides s'échappent de la cavité péritonéale. Les intestins sont très-distendus, recouverts de fausses membranes très-minces, surtout à la partie inférieure. Il y a dans le bassin et les fosses iliaques du liquide puriforme dans lequel nagent des flocons albumino-fibrineux; on ne trouve pas la plus petite trace de matières fécales.

M. Moutard-Martin pensant néanmoins qu'on devait avoir affaire à une perforation de l'appendice cæcal, les recherches sont portées tout d'abord vers ce point; on n'y découvre absolument rien. On décide alors d'enlever avec la plus grande précaution toute la masse intestinale pour l'explorer avec plus de facilité; mais au moment où dans cette intention la main encore privée de tout instrument est portée sur la région de l'estomac, il sort des environs de cet organe des gaz fétides qui indiquent le point malade. En effet, sur la grande courbure de l'estomac, un peu à gauche et en avant de l'insertion de l'épiploon gastro-colique, on aperçoit une très-petite ouverture, violacée à sa circonférence externe, et entourée de quelques légères fausses membranes. L'estomac est du reste complètement intact; sa membrane muqueuse est saine dans toute son étendue, elle ne présente aucune rougeur, et sa consistance est telle qu'on ne peut songer à aucun ramollissement. Les matières contenues dans la cavité de l'organe sont peu abondantes, semi-liquides, d'une odeur aigrelette. La perforation, vue de son côté interne, paraît faite comme avec un emporte-pièce; son pourtour n'est le siége d'aucune altération matérielle, elle n'a qu'un à deux millimètres dans tous les sens. Le reste du canal intestinal ne présente rien de particulier.

Pendant plus de deux heures, on cherche de tous côtés la présence d'un corps étranger qui puisse expliquer cette perforation; on ne trouve absolument rien.

Paris. — A. PARENT. imprimeur de la Faculté de Médecine, rue M.-le-Prince, 29-31.